EXPÉRIENCES

SUR L'ACCROISSEMENT CONTINU ET LA REPRODUCTION DES DENTS CHEZ LES LAPINS, CONSIDÉRÉES SOUS LE RAPPORT DE LEUR APPLICATION A L'ÉTUDE DE L'ORGANISATION DES DENTS HUMAINES,

PAR J.-E. OUDET,

Docteur de la Faculté de Médecine de Paris, membre adjoint de l'Académie royale de médecine, ex-chirurgien interne des hôpitaux civils de la même ville, chirurgien dentiste du premier dispensaire de la Société philanthropique, etc.

Deuxième mémoire lu à l'Académie royale de médecine, dans sa séance du 27 novembre 1823.

L'anatomie doit, sans doute, éclairer et diriger le physiologiste dans ses travaux ; mais il ne faut point oublier qu'elle n'étudie que les froids débris des corps organisés. Pour apprécier les actions vitales qui se passent dans nos tissus, il ne suffit pas de rechercher les éléments matériels de leur composition, il faut surtout interroger les phénomènes que la vie y entretient. Il est souvent utile d'examiner ceux-ci, non seulement dans l'état de santé, mais aussi dans l'état de maladie. Le physiologiste peut même, pour agrandir et compléter ses moyens d'étude, les comparer dans des êtres différents ou les provoquer chez les animaux. Dans le premier cas, il a recours à l'anatomie comparée ; dans le second, il invoque le secours des expériences.

C'est en suivant cette marche qu'après avoir répété sur les incisives du lapin les expériences entreprises en Italie, par le docteur Lavagna, sur les dents de plusieurs rongeurs, et avoir découvert la cause des phénomènes remarquables qu'elles nous offrent, j'en ai conclu que, semblables aux productions cornées, elles ressemblaient elles-mêmes, sous les rapports anatomiques et physiologiques, à la couronne des dents humaines.

Craignant de dépasser la limite des faits que je venais de signaler, et me maintenant en-deçà des résultats qu'ils m'avaient fournis, j'ai cru devoir me borner à en tirer cette seule déduction, qui me paraissait rigoureuse.

Toutefois, en supposant même que j'eusse réussi dans ce travail, une partie seulement de la question relative à la structure des dents de l'homme était résolue ; il restait encore à déterminer la nature des racines ; mais les dents de la plupart des rongeurs (1) en étant pri-

(1) Ayant d'abord cité dans notre premier mémoire le nom des rongeurs qui jusqu'alors avaient été soumis aux expériences qui nous occupent en ce moment, il nous a paru inutile ensuite de dire que les conclusions que nous en tirions ne devaient s'appliquer rigoureusement qu'à ces êtres et à ceux qui, sous ce rapport, leur ressemblent, et non pas à l'ordre entier dont ils font partie. De plus, en annonçant, page 7, même mémoire, que les phénomènes que

vées ne pouvaient, sur ce point, me fournir aucunes lumières. Cependant je tentai de nouveau sur l'un d'eux l'expérience suivante. J'enlevai à un lapin une incisive supérieure de manière à ne pas entraîner avec elle l'organe producteur, la pulpe ; sachant qu'alors une nouvelle dent se formait toujours dans l'alvéole, dans lequel elle restait sans pouvoir en sortir (car c'est en vain que chez plusieurs lapins j'avais attendu jusqu'à cinq mois), je me proposai de l'y laisser un espace de temps plus considérable, et je ne tuai l'animal qu'au bout de huit mois. J'espérais que la dent reproduite étant à même dans ce cas de prendre plus d'accroissement, et ne pouvant, par la résistance de l'alvéole, faire éruption au dehors, s'étendrait du côté de la base de la pulpe, la comprimerait par les nouvelles couches d'ivoire qui s'entasseraient autour d'elle, et, en changeant la forme et les rapports qu'elle a avec la membrane qui s'y insère, produirait ainsi une racine ; mais je n'ai obtenu aucun résultat particulier de cette expérience.

Concluant de ce fait et de ceux rapportés dans le précédent mémoire, 1° que l'accroissement continu, et

nous venions de mentionner leur appartenaient presque exclusivement, notre intention a été bien évidemment de comprendre également les dents de certains animaux étrangers à cet ordre, qui ont cependant la faculté de croître d'une manière continue. C'est pourquoi, s'il nous est arrivé, pour éviter des périphrases, et s'il nous arrive encore de parler de l'accroissement continu des dents chez les rongeurs, nous prions le lecteur de rectifier le sens de ces paroles, en ne les appliquant qu'à ceux de ces animaux qui présentent ce caractère.

l'absence des racines établissaient le caractère des dents de la plupart des rongeurs(1), 2° que l'accroissement limité et la présence des racines formaient celui des dents de l'homme, j'opposai entre eux ces phénomènes différents, et c'est après les avoir étudiés et comparés que je crois pouvoir en assigner la cause et déduire de la connaissance de celle-ci la structure des racines et la manière dont elles sont produites. Pour cela, je suivis le développement de ces parties, d'un côté, chez de très jeunes rongeurs, et de l'autre, chez l'homme à toutes les époques du travail de la dentition. Or voici le résultat des observations que j'ai faites.

Lorsqu'on découvre, chez ces divers êtres, les follicules dentaires très peu de temps avant la formation des dents, on trouve qu'ils ont absolument la même forme que la couronne de la dent à laquelle ils appartiennent. Ainsi chez les rongeurs on aperçoit, au fond de l'alvéole, une substance molle, pulpeuse, affectant la forme d'un cône dont le sommet se dirige vers l'orifice externe de la cavité alvéolaire.

Chez l'homme, la configuration de la pulpe est loin d'être la même, et on peut s'en faire une idée très exacte en la comparant pour chaque pulpe à celle de la couronne qu'elle est destinée à produire. Cet organe, au lieu de présenter ici, vers le fond de l'alvéole, le renflement que nous avons indiqué ci-dessus, se termine

(1) Nous avons vu avec plaisir que ce caractère avait servi à M. Frédéric Cuvier dans la distinction qu'il a établie entre les rongeurs. L'équité ne réclamait-elle pas quelque chose de plus de ce savant naturaliste ?

de ce côté en se rétrécissant par un ou plusieurs pédicules, selon que la dent devra avoir une ou plusieurs racines.

Mais, si l'on fait abstraction de leur conformation extérieure, on ne peut trouver entre ces follicules pulpeux aucune différence ; ils offrent tous la même organisation, et ont, avec le prolongement gingival qui s'y porte, les mêmes rapports, si ce n'est toutefois pour les incisives antérieures du lapin et de plusieurs autres rongeurs que j'ai examinés; fait important que je note ici à dessein, parcequ'il me servira un jour à résoudre une question assez intéressante de physiologie dentaire(1). Il serait alors impossible, à en juger par l'inspection la plus minutieuse, de penser que ces organes dussent produire des substances différentes ; et, en effet, je pose, comme première proposition, qu'ils ont tous les mêmes fonctions à remplir.

Avec le temps, leur volume s'accroît peu à peu, leur configuration se dessine mieux, des lames d'ivoire sont déposées à la surface de ces noyaux par autant de points que ceux-ci présentent d'aspérités ; les progrès de la dentition continuant, toutes les parties de la pulpe, à l'exception de la surface par laquelle elle reçoit ses vaisseaux, finissent par être entourées d'une double couche d'ivoire et d'émail. La couronne des dents est alors formée extérieurement. Si on la com-

(1) Cette disposition anatomique propre aux dents de certains animaux suffirait seule pour prouver combien est fausse l'opinion de ceux qui attribuent à la pulpe dentaire la double sécrétion de l'ivoire et de l'émail.

pare maintenant chez l'homme et chez la plupart des rongeurs, on lui reconnaît une entière analogie. En effet, chez ces différents êtres, elle a été précédée par un organe de même nature, elle a été produite de la même manière, offre chez tous deux des rapports semblables, soit avec la pulpe, soit avec le prolongement membraneux qui s'y rend, et nous montre les mêmes caractères physiques et chimiques : tout jusqu'ici, en un mot, est parfaitement identique; mais, à dater de ce moment, des phénomènes bien différents vont se manifester. Nous allons voir, chez la plupart des rongeurs, la dent, chassée de l'alvéole par son développement successif, croître sans cesse; exposée désormais à l'action destructive des corps extérieurs sur lesquels elle doit agir, nous la verrons dans la suite s'user et se réparer continuellement.

Chez l'homme, la portion de la dent déjà formée s'étendra, par une marche opposée, vers le fond de l'alvéole; dégagée de l'organe qui déposait sur elle l'émail, elle affectera une apparence extérieure différente; son volume diminuera à mesure qu'elle se prolongera; son accroissement aura des limites qu'il ne pourra franchir; une racine se sera formée.

Mais l'organe dont nous avons jusqu'à présent suivi les fonctions changera-t-il de nature, pour produire ces phénomènes contraires? Je ne saurais le penser.

J'établis, comme seconde proposition, que ces phénomènes dépendent exclusivement de la configuration différente de la pulpe chez ces êtres; que, quoique chez eux les fonctions de cette partie soient semblables, produisent les mêmes substances et s'exercent également sans interruption, cependant, comme elles sont dirigées dans un sens opposé, elles déterminent pour les uns l'accroissement continu des dents, et pour les autres le développement d'une racine. Examinons d'abord ce qui se passe chez la plupart des rongeurs.

Nous avons laissé les dents de ces animaux à l'époque où, renfermées dans leur alvéole, elles ressemblent entièrement à la couronne des dents humaines. Des couches d'ivoire continuent à être déposées suivant le double sens de leur longueur et de leur épaisseur ; elles en provoquent l'alongement; or, comme le noyau pulpeux chez eux offre, du côté par lequel se rendent ses vaisseaux, un renflement, au lieu de se rétrécir par un pédicule ainsi que cela se voit chez l'homme, il arrive de cette disposition, sur laquelle nous avons insisté dans le précédent mémoire, que chez les premiers l'alongement des dents s'opérant, pour les incisives, d'arrière en avant, il les oblige d'abord à sortir de la cavité dans laquelle elles étaient renfermées; et comme par l'effet de ce mouvement non interrompu, puisqu'il est le résultat d'une cause qui agit sans cesse, la pulpe, ainsi que des expériences nombreuses nous l'ont appris, ne peut être ni envahie ni dépassée en arrière par les couches d'ivoire qui sont continuellement formées, il en résulte,

1° Que l'accroissement a lieu ici d'arrière en avant; que, ne trouvant dans cette direction aucun obstacle qui puisse le limiter ou l'arrêter, il se fait d'une manière continue.

2° Que le noyau pulpeux, pendant ce travail de la dentition, restant fixe au milieu du mouvement habituel de la dent, et conservant toujours ses mêmes rapports, soit avec celle-ci, soit avec le prolongement membraneux qu'il reçoit, non seulement aucune racine ne peut se former, mais encore que l'ivoire et l'émail sont continuellement produits ensemble : considération qui paraît avoir échappé aux anatomistes qui se sont occupés de l'histoire des dents.

3° Il résulte enfin de cette disposition que, toujours libre dans ses communications vasculaire et nerveuse, la pulpe en reçoit la continuité et l'activité des fonctions qu'elle est appelée à remplir. C'est ce qui fait que cet organe, d'abord peu considérable, augmente de volume jusqu'à une certaine époque de la vie de l'animal, et le conserve dans la suite. Aussi avons-nous déjà fait observer, en parlant des incisives du lapin (1), que cet animal n'avait qu'un seul ordre de dents qui n'était remplacé par aucun autre. La pulpe, en effet, participant ici à l'accroissement général du corps, la dent qu'elle produit en profite nécessairement, et son volume se maintient toujours en rapport avec les dimensions nouvelles qu'acquièrent les os maxillaires dans leur développement. Chez l'homme au contraire l'accroissement des dents étant limité, le remplace-

(1) Quoique M. Lavagna assure avoir vérifié plusieurs fois que les molaires du lapin étaient également susceptibles de se reproduire, ce fait nous paraît au moins incertain, si nous en jugeons toutefois par quelques expériences assez difficultueuses que nous avons tentées depuis peu.

ment des premières devenait nécessaire pour que de nouveaux organes fussent assortis, soit aux changements survenus dans les os maxillaires, soit aux fonctions qu'ils avaient à remplir. Aussi devra-t-on sans doute trouver que le remplacement des premières dents a lieu dans tous les animaux chez lesquels ces parties sont pourvues de racines, tandis que la nature a refusé cette faveur à ceux dont l'accroissement de la substance dentaire se fait d'une manière continue. Sur l'un de ces points, nous nous félicitons d'avoir appris depuis que nous nous étions rencontré avec le docteur Legallois. Tels sont les actes qui caractérisent la dentition chez la plupart des rongeurs. Comparons-les à présent avec ce qui se passe dans l'homme.

Lorsque, chez ce dernier, la pulpe est recouverte de la double substance de l'émail et de l'ivoire, la couronne existe extérieurement avec les dimensions qu'elle devra conserver dans la suite. Alors il semble s'établir un moment de suspension dans le travail de la dentition ; l'accroissement en hauteur de la dent est momentanément interrompu, et il n'a lieu, pendant un temps de courte durée il est vrai, que suivant l'épaisseur de la couronne ; mais il ne peut se faire dans cette direction sans que la cavité de celle-ci ne soit rétrécie ; et comme la pulpe conserve son même volume, elle est obligée de s'alonger et de sortir de la cavité dans laquelle elle était renfermée. Il résulte de ce mouvement et de l'alongement du noyau pulpeux :

1° Que cet organe se rétrécit à mesure qu'il se prolonge, la dent qui le suit semble se contracter, pour me servir de l'expression des anatomistes anglais;

2° Que le feuillet interne de la capsule qui recouvrait la surface extérieure de la dent se trouve par là éloigné et séparé de la portion de la pulpe qui a dépassé l'orifice évasé de la couronne;

3° Enfin, que la membrane externe qui servait d'enveloppe à ce feuillet, et qui de là se rend au pédicule de la pulpe, auquel elle adhère intimement, s'étend également et suit le même mouvement.

Ces faits nous expliquent comment l'alongement de la pulpe précède toujours la formation de la racine; et comme cet organe producteur se rétrécit à mesure qu'il se prolonge, nous comprenons dès lors pourquoi cette partie de la dent présente la forme conique que nous lui connaissons, quand elle a acquis tout son développement. De plus, la pulpe ne pouvant s'étendre ainsi sans abandonner les rapports médiats qu'elle avait primitivement avec le feuillet interne de son enveloppe membraneuse, l'on conçoit ainsi, contre l'opinion de plusieurs physiologistes et naturalistes, que les racines des dents doivent toujours être privées d'émail.

Quant à la membrane externe qui est unie au pédicule du noyau pulpeux, elle est forcée d'en suivre tous les changements et de s'éloigner par conséquent de la portion du feuillet interne à laquelle elle correspondait d'abord. C'est elle qui, dans la suite, constitue seule l'enveloppe de la racine. Mais dans cette extension de la membrane fibreuse du follicule dentaire on ne saurait voir autre chose qu'un résultat nécessaire de la disposition et des rapports anatomiques des parties.

Du reste, la pulpe continuant toujours à produire de nouvelles lames d'ivoire, dans le double sens de la longueur et de l'épaisseur de la dent, la racine finit par acquérir toute l'étendue qu'elle doit avoir, en même temps que sa cavité et celle de la couronne diminuent.

Quand le travail de la dentition est arrivé à ce point, l'accroissement en hauteur de la dent est terminé, et il n'a plus lieu désormais que suivant l'épaisseur de cet organe : alors la pulpe, entourée de tous côtés par la substance éburnée qu'elle a sécrétée, diminue successivement de volume, ses communications vasculaire et nerveuse sont presque entièrement détruites, et elle semble enfin disparaître sous les dernières couches qu'elle a déposées.

Tel est le procédé que la nature suit dans le développement des racines, qui, loin de nous offrir un travail particulier et différent de celui qui a présidé à la formation de l'ivoire de la couronne, reconnaît pour cause l'action du même organe, produisant de la même manière dans l'un et dans l'autre cas une substance parfaitement semblable par ses propriétés physiques et chimiques autant que par la structure intime de son tissu. Tels sont également les phénomènes qui accompagnent la dentition comparée chez l'homme et chez la plupart des rongeurs.

En réfléchissant à l'importance et à la diversité des résultats que peut apporter chez des êtres différents un simple changement dans la configuration, et par suite dans les rapports d'un organe, on ne peut s'empêcher d'admirer ici l'application d'une de ces lois suprêmes et générales qui régissent les actes variés de la nature. En effet, n'avons-nous pas vu ci-dessus le même appareil, doué de la même organisation, remplir d'une manière semblable des fonctions analogues? n'avons-nous pas vu de plus cet appareil produire également sans interruption des substances parfaitement identiques entre elles? Nous avons suivi l'accroissement ultérieur de ces substances, et nous avons reconnu qu'il avait lieu de même de la base au sommet de la pulpe. Mais le cône que celle-ci représente étant placé chez l'homme dans une direction opposée à celle qu'il affecte chez la plupart des rongeurs, cette disposition, cette seule disposition physique a suffi pour faire naître les phénomènes remarquables et si différents que la dentition nous montre chez ces êtres, pour produire, dans le premier cas, des racines qui limitent le développement de la substance dentaire, et, dans le second, pour déterminer l'accroissement continu des dents, qui remplace et exclut la production des racines. Aussi, loin de trouver dans l'opposition apparente de ces actes organiques un motif pour les séparer ou les attribuer à une cause différente, nous croyons, au contraire, qu'ils doivent être réunis, et faire partie d'un seul et même système de théorie.

Partant de ce point, et guidé par les faits et les considérations que nous venons de présenter, nous pensons que, pour faciliter et généraliser l'étude des phénomènes variés dont s'accompagne ou se complique la dentition chez les divers animaux, nous pensons, dis-je, que cette fonction doit être partagée en deux périodes distinctes, marquées par des résultats anatomiques et physiologiques caractéristiques. La première période s'étend depuis et y compris le développement des follicules dentaires jusqu'au moment où ces parties étant recouvertes dans presque toute leur étendue par la substance qu'elles ont sécrétée, la couronne des dents est formée. Cette époque constitue essentiellement le travail de la dentition, dont elle nous fournit le type et les caractères principaux; aussi est-elle commune à tous les êtres pourvus d'un appareil dentaire. Elle existe seule chez beaucoup d'animaux, et là elle nous permet, par la simplicité des actes dont elle s'environne, de mieux en observer la marche, et d'en saisir plus facilement la nature.

Que la pulpe soit unique, comme dans les dents de l'homme, des carnivores et autres, qu'elle soit multiple, ainsi qu'on le remarque en particulier pour les molaires de l'éléphant, que les dents doivent avoir un accroissement continu ou limité, qu'elles doivent être pourvues ou privées de racines, partout ce premier temps de la dentition est marqué par des phénomènes semblables, et nous présente sous le rapport physiologique une analogie complète avec le mode de production des substances cornées.

Constamment nous voyons naître et s'accroître au milieu ou près du système muqueux de petits corps communiquant dans tous les cas avec lui, affectant des formes variées, mais qui répondent toujours à la configuration extérieure de la dent qu'ils doivent sécréter. Nous voyons ensuite ces corps pulpeux et membraneux, véritables follicules pénétrés d'un système vasculaire et nerveux très prononcé, déposer successivement et sans interruption à leur surface des couches très minces qui, s'adossant les unes aux autres, donnent à la substance dentaire qu'elles constituent la solidité et la dureté que nous lui connaissons.

Ces couches, que des expériences sur les animaux vivants font apparaître distinctement, sont également évidentes sur les défenses fossiles de l'éléphant, et sur les dents desséchées de plusieurs poissons. Une fois produites, elles deviennent étrangères à tout acte et à toute influence directe de l'organisation, et ne sont unies, soit entre elles, soit avec le follicule, par aucun lien vasculaire et nerveux; précédées et formées comme les productions cornées par un organe de même nature, leur accroissement, indépendant de toute opération vitale qui se passerait dans leur tissu, s'effectue de la même manière et n'a pour bornes que les limites assignées aux fonctions du follicule dentaire. Mais ici, et nous trouvons déjà un avantage de la division que nous avons établie ; mais ici, dis-je, nous pouvons avancer qu'un des caractères principaux de l'action de ce follicule, est de s'exercer d'une manière continue. Or, ce caractère nous fournit un des traits distinctifs de la période que nous décrivons en ce moment; il lui est tellement inhérent, que chez la plupart des rongeurs, dont la dentition ne se compose que de cette seule période, les dents ont la double faculté de croître sans cesse et de se reproduire à l'instar des diverses productions du système cutané. Quant aux dents de l'homme et des autres êtres où le développement de la substance dentaire est limité, nous savons déjà à quelles causes nous devons l'attribuer, et nous avons surtout cherché à démontrer que cet effet ne dépend pas d'un mode différent d'organisation ou d'action de la pulpe, mais bien de la configuration propre de cet organe.

Quoique partout les couches dont nous nous occupons naissent et s'accroissent d'une manière semblable, elles n'ont pas cependant toujours la même composition chimique ; elles sont formées d'une matière cornée ou calcaire, selon les animaux chez lesquels on les étudie. Mais cette différence saurait-elle suffire pour établir, entre ces parties, une ligne de démarcation, de même que jusqu'à présent l'analogie chimique a fait réunir ensemble, par la plupart des auteurs, des tissus qui paraissent se repousser par la nature et le caractère des phénomènes organiques dont ils sont le siége.

Ces deux propositions me semblent également inadmissibles.

Pour qu'elles fussent vraies, il faudrait reconnaître un rapport constant et nécessaire entre les propriétés chimiques et vitales des corps animés, et dès lors la science de l'organisation ne se découvrirait qu'au fond du creuset des analyses chimiques.

Mais cette ligne de démarcation n'existe pas. En réunissant la matière cornée et calcaire dans les dents de l'ornithorinque, par exemple, la nature, non seulement la fait disparaître, mais encore semble nous avoir avertis, par l'union de ces deux substances, que, nées et développées par le même organe, elles se rapprochent l'une de l'autre par leurs caractères physiologiques comme par les usages qu'elles ont à remplir. Les dents de cet animal ne sont pas, au reste, les seules qui nous offrent ce mélange : peut-être un jour parviendrons-nous, pour certains cas au moins, à le démontrer même dans celles de l'homme.

Quant à la seconde proposition, nos faibles connaissances, et le voile obscur qui couvre encore le point de l'anatomie relatif au tissu osseux, ne nous permettent pas de décider. Nous savons que presque tous les auteurs ont trouvé entre ce tissu et les dents une ressemblance si grande qu'ils les ont compris dans un même système ; persuadé que, pour comparer ensemble deux corps, il faut en avoir une connaissance parfaite et égale, nous ne soutiendrons ni ne combattrons ce rapprochement, dont les conséquences ne sont cependant pas sans importance. Nous ne demanderons pas si tous les anatomistes sont d'accord sur les actes principaux qui se passent dans les os pendant leur formation et leur développement, et si la science ne réclame point encore sur cette matière de nouvelles recherches et de nouvelles lumières.

Pour nous, nous renfermant dans le sujet qui nous occupe, et nous appuyant sur les faits que nous avons rapportés ci-dessus et sur les considérations que nous en avons tirées, nous nous bornerons à proposer le dilemme suivant:

Si les os ressemblent aux dents par leur structure, leur mode de production et d'accroissement, il faut renoncer aux idées que nous en ont données Haller, Scarpa et l'école moderne; si, au contraire, l'opinion de ces savants à jamais recommandables doit être adoptée comme une vérité démontrée, la structure des os et des dents est tout-à-fait différente.

Dans la période que nous venons de décrire, nous avons, dépouillant par une analyse physiologique la dentition des phénomènes dont elle se complique chez le plus grand nombre des animaux, cherché à réduire ses actes à leur unité et à leur simplicité primitives. Nous avons établi que, quels que soient les êtres où on l'étudie, cette première période se revêt partout de caractères communs, et nous avons essayé de prouver qu'examinée sous le rapport de sa formation, la substance dentaire était semblable aux productions diverses du système cutané. Il n'en est pas de même de la seconde période qu'il nous reste à tracer: ce deuxième temps de la dentition, qui commence au moment où, la pulpe recouverte de la substance qu'elle a sécrétée, la couronne de la dent est formée, et se termine avec les fonctions de cet organe, est loin de nous offrir partout des résultats semblables.

Sous ce point de vue, les dents nous présentent ici un caractère particulier qui les distingue des substances cornées. Tandis que les cornes, les ongles, les poils, etc. (1), croissent et se produisent chez tous les animaux de la même manière, nous voyons les premières s'entourer de phénomènes variés, et quelquefois si éloignés les uns des autres qu'on serait tenté de les attribuer à des actes différents, si leur origine commune ne nous permettait de découvrir les liens organiques qui les unissent ensemble.

Si nous cherchions à suivre les variétés dans la série des êtres vivants, nous prendrions pour point de départ et de transition entre ces deux époques, l'appareil dentaire de la plupart des rongeurs, et nous verrions celui-ci, conservant ses fonctions et ses rapports primitifs, continuer de nous offrir les caractères que nous avons exposés ci-dessus; nous verrions ensuite, pendant cette deuxième période, s'adjoindre, chez l'homme, les carnivores et autres, à la couronne des dents, des racines qui, ici, remplacent l'accroissement continu des dents des rongeurs.

Nous élevant à d'autres animaux où l'organisation dentaire se complique davantage, nous trouverions, dans les ruminants et surtout dans les molaires de l'éléphant, une troisième substance ajoutée à l'ivoire et à l'émail, substance désignée par les anatomistes français sous le nom de cortical ou cément, et par Blake sous celui de *crusta petrosa*...... En poursuivant cet examen, il serait sans doute possible d'en tirer plus d'une application utile, et d'en faire jaillir

(1) Cette différence viendrait-elle de ce que les organes qui président à leur formation présentent constamment la même configuration et les mêmes rapports ?

quelques lumières précieuses qui serviraient à nous éclairer sur certains actes obscurs dont s'environne peut-être encore la dentition; mais ici nous dépasserions la limite de nos forces, et nous nous éloignerions du but principal que nous nous sommes proposé dans ce mémoire. Qu'il nous suffise donc de soumettre ces idées générales aux physiologistes et surtout aux naturalistes, qui, placés dans des circonstances plus favorables, pourront leur donner le développement dont ils les jugeront susceptibles : pour nous, notre tâche sera en partie remplie si nous sommes parvenu à prouver que, semblables aux productions cornées par les actes organiques qui précèdent et accompagnent leur formation ou président à leur accroissement, les dents sont au système muqueux ce que les cornes, les poils et les ongles sont au système cutané. Les expériences dont nous avons déduit ces conséquences doivent donc être regardées comme le complément et la démonstration expérimentale de la théorie de la dentition publiée par J. Hunter, et enseignée depuis en France avec tant de succès par M. le professeur Cuvier.

DE L'IMPRIMERIE DE LACHEVARDIERE FILS,
Successeur de CELLOT, rue du Colombier, n° 30.

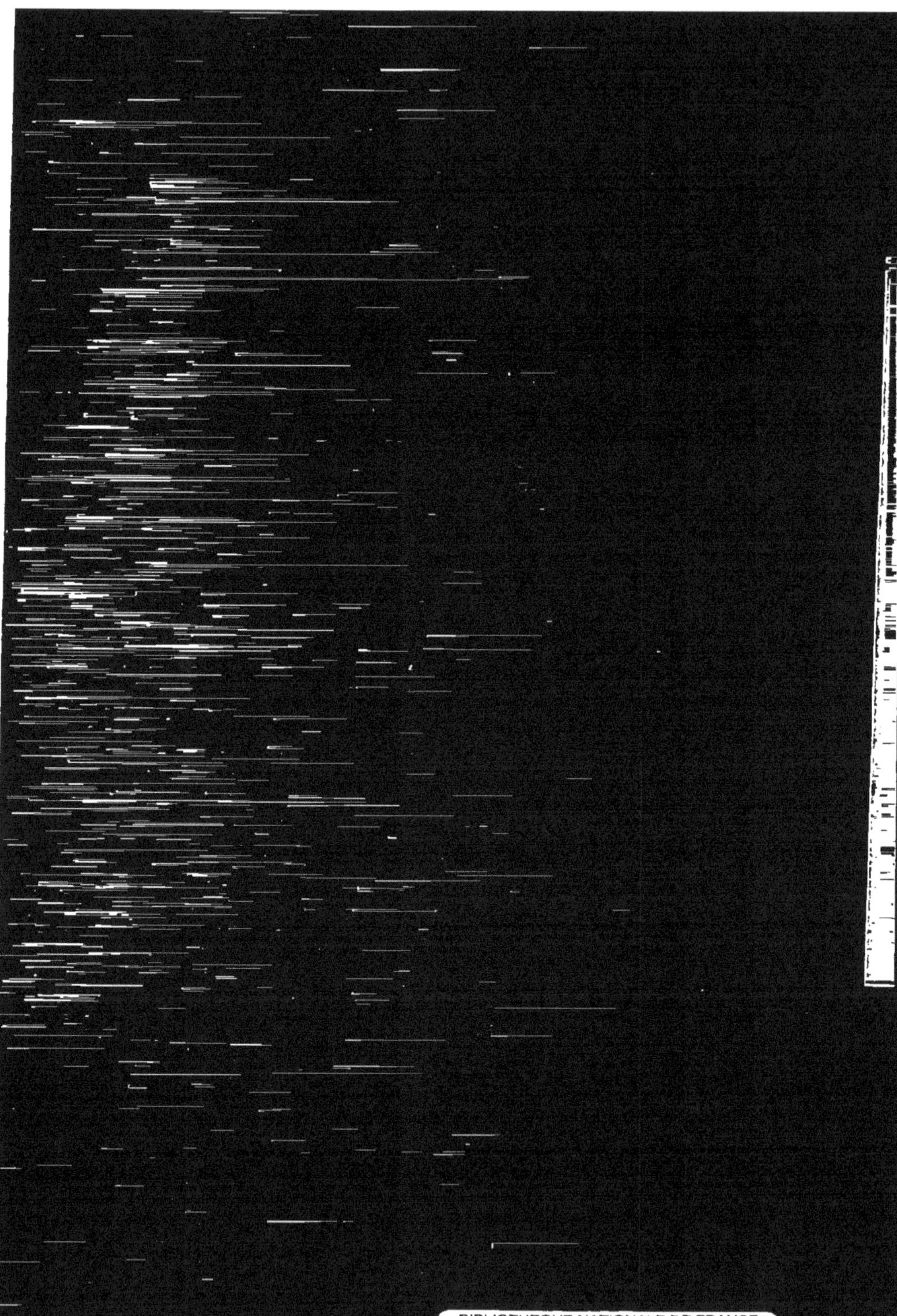

www.ingramcontent.com/pod-product-compliance
Ingram Content Group UK Ltd.
Pitfield, Milton Keynes, MK11 3LW, UK
UKHW012309240726
13966UKWH00004B/1748